LA

MÉDECINE IMAGINAIRE

LES MALADES IMAGINAIRES

ET LA THÉRAPEUTIQUE SUGGESTIVE

LA

MÉDECINE D'IMAGINATION

LES MALADES IMAGINAIRES

ET LA THÉRAPEUTIQUE SUGGESTIVE

PAR

Le Docteur PAUL DUCLOUX

Ex-Pharmacien interne des Hôpitaux (1877-1878).
Lauréat de la Faculté de Médecine (prix, concours 1880). — Lauréat (prix, concours 1880)
— et ancien Secrétaire annuel de la Société médicale d'Émulation.
Ex-Chirurgien interne à l'Hôpital-Général (concours 1881).
Chirurgien adjoint de l'Hospice de Cette (concours 1883),
Ex-Médecin en chef du Lazaret (Août-Septembre 1884).
Médaille d'or du Gouvernement (1885).
Membre correspondant de la Société de Médecine et de Chirurgie pratiques de Montpellier, etc.

«Le scepticisme illimité est aussi bien l'enfant de l'imbécillité que la crédulité absolue.»

DUGALD STEWART.

MONTPELLIER
TYPOGRAPHIE ET LITHOGRAPHIE BOEHM ET FILS
ÉDITEURS DU MONTPELLIER MÉDICAL,
IMPRIMEURS DE LA GAZETTE HEBDOMADAIRE DES SCIENCES MÉDICALES.

1887

TRAVAUX DE L'AUTEUR.

1. **Relation d'une épidémie de Scarlatine, pour servir à l'histoire de cette pyrexie.** (Mémoire couronné par la Société médicale d'Émulation, 1880.)

2. **Contribution à l'étude des Accidents pulmonaires de la Fièvre typhoïde** (Th. inaug , 1882).

3. **Empoisonnement par des Escargots** (*Gaz. hebd. des Sc. méd. de Montpellier*, novembre 1883).

4. **Aphasie, Hémiplégie et Hémianesthésie transitoires dans la Fièvre typhoïde chez un garçon de 9 ans** (*Montpellier médical*, décembre 1883).

5. **De la Hernie vagino-péritonéale étranglée d'emblée chez l'adulte** (In-8° de 23 pag. Montpellier, 1884).

6. **Rapport sur l'épidémie de Choléra à Cette** (service du Lazaret.) (In-8° de 20 pag., Cette, 1884.)

Montpellier. — Typ. Boehm et Fils.

LA

MÉDECINE D'IMAGINATION

LES MALADES IMAGINAIRES

ET LA THÉRAPEUTIQUE SUGGESTIVE

PAR

Le Docteur PAUL DUCLOUX

Ex-Pharmacien interne des Hôpitaux (1877-1878).
Lauréat de la Faculté de Médecine (prix, concours 1880). — Lauréat (prix, concours 1880)
— et ancien Secrétaire annuel de la Société médicale d'Émulation.
Ex-Chirurgien interne à l'Hôpital-Général (concours 1881).
Chirurgien adjoint de l'Hospice de Cette (concours 1883),
Ex-Médecin en chef du Lazaret (Août-Septembre 1884).
Médaille d'or du Gouvernement (1885).
Membre correspondant de la Société de Médecine et de Chirurgie pratiques de Montpellier, etc.

«Le scepticisme illimité est aussi bien l'enfant de l'imbécillité que la crédulité absolue.»

DUGALD STEWART.

MONTPELLIER
TYPOGRAPHIE ET LITHOGRAPHIE BOEHM ET FILS
ÉDITEURS DU MONTPELLIER MÉDICAL,
IMPRIMEURS DE LA GAZETTE HEBDOMADAIRE DES SCIENCES MÉDICALES.

1887

LA

MÉDECINE D'IMAGINATION

LES MALADES IMAGINAIRES

ET LA THÉRAPEUTIQUE SUGGESTIVE

PAR

Le Docteur PAUL DUCLOUX

Ex-Pharmacien interne des Hôpitaux (1877-1878).
Lauréat de la Faculté de Médecine (prix, concours 1880). — Lauréat (prix, concours 1880)
— et ancien Secrétaire annuel de la Société médicale d'Émulation.
Ex-Chirurgien interne à l'Hôpital-Général (concours 1881).
Chirurgien adjoint de l'Hospice de Cette (concours 1883),
Ex-Médecin en chef du Lazaret (Août-Septembre 1884).
Médaille d'or du Gouvernement (1885).
Membre correspondant de la Société de Médecine et de Chirurgie pratiques de Montpellier, etc.

«Le scepticisme illimité est aussi bien l'enfant de l'imbécillité que la crédulité absolue.»

DUGALD STEWART.

MONTPELLIER
TYPOGRAPHIE ET LITHOGRAPHIE BOEHM ET FILS
ÉDITEURS DU MONTPELLIER MÉDICAL,
IMPRIMEURS DE LA GAZETTE HEBDOMADAIRE DES SCIENCES MÉDICALES.

1887

TRAVAUX DE L'AUTEUR.

---

1. **Relation d'une épidémie de Scarlatine, pour servir à l'histoire de cette pyrexie**. (Mémoire couronné par la Société médicale d'Émulation, 1880.)
2. **Contribution à l'étude des Accidents pulmonaires de la Fièvre typhoïde** (Th. inaug , 1882).
3. **Empoisonnement par des Escargots** (*Gaz. hebd. des Sc. méd. de Montpellier*, novembre 1883).
4. **Aphasie, Hémiplégie et Hémianesthésie transitoires dans la Fièvre typhoïde chez un garçon de 9 ans** (*Montpellier médical*, décembre 1883).
5. **De la Hernie vagino-péritonéale étranglée d'emblée chez l'adulte** (In-8° de 23 pag. Montpellier, 1884).
6. **Rapport sur l'épidémie de Choléra à Cette** (service du Lazaret.) (In-8° de 20 pag., Cette, 1884.)

Montpellier. — Typ. Boehm et Fils.

AVANT-PROPOS.

Bien que quelques-uns des faits énoncés dans ce travail puissent paraître extraordinaires, mon intention n'est pas de rouvrir ici la troublante question du surnaturel et du merveilleux.

Régénérer par la science positive les vérités qui ressortissent à ce domaine d'un autre âge ; apporter à ces phénomènes toujours incompris jusqu'ici une interprétation conforme aux données actuelles de la science; préciser les circonstances dans lesquelles ils se produisent, les facteurs indispensables à leur apparition, les bénéfices qu'on peut en retirer pour le plus grand bien des malades : tel est le but que je me suis proposé.

Loin de porter atteinte à la Médecine, ce modeste travail, dont les éléments ont été puisés à de nombreuses sources également autorisées, aspire à élargir le cadre vraiment trop étroit dans lequel elle se meut, à mettre en relief quelques-unes de ses attributions, méconnues ou trop oubliées jusqu'ici. Le rôle du médecin est bien autrement complexe qu'on ne le croit. C'est à la démonstration de cette vérité que tend cette étude, où je me suis surtout préoccupé de montrer l'influence des divers états d'esprit sur le corps.

Les sceptiques et les railleurs ne sauraient manquer d'y trouver matière à exciter leur verve ; libre à eux : il est toujours aisé de nier ou de rire. Je tiens seulement à affirmer qu'aucun rapprochement n'est possible entre la méthode de

thérapeutique suggestive préconisée par les Maîtres actuels de la science et les procédés mis en œuvre par toute une catégorie d'industriels plus ou moins extralucides, dont la «bêtise humaine» constitue l'unique capital, et dont les manœuvres frauduleuses relèvent directement des tribunaux.

Est-il nécessaire que j'ajoute à ces quelques lignes préliminaires ma profession de foi thérapeutique ? La place que je voudrais voir attribuer aux influences morales dans le traitement des maladies ne saurait atténuer le rôle parfois héroïque des agents médicamenteux proprement dits : nul plus que moi peut-être n'a confiance en ces derniers. C'est à les faire marcher de pair et se compléter mutuellement que doit tendre l'effort du praticien vraiment jaloux de réaliser la fière devise : Soulager, guérir, consoler.

LA

MÉDECINE D'IMAGINATION

LES MALADES IMAGINAIRES

ET LA THÉRAPEUTIQUE SUGGESTIVE

Parmi les croyances populaires qui se sont perpétuées d'âge en âge, sorte de patrimoine scientifique adopté et transmis sans discussion, une de celles qui concordent le mieux avec les données actuelles de la science est assurément celle qui consacre l'influence des divers états d'esprit sur le corps, du moral sur le physique. La médecine populaire a dès longtemps affirmé la part des émotions dans la genèse de quelques-unes des affections qui sont le triste apanage de l'humanité ; et si, ici comme sur tant d'autres points, l'exagération a engendré l'erreur, le principe, du moins, reste indiscutable, et rien ne sera plus aisé que d'en fournir de nombreux et probants exemples [1].

[1] Voy. Hack Tuke ; *Le Corps et l'Esprit*, traduit de l'anglais par Victor Parant. Paris, 1886.

Que l'émotion soit de cause externe ou interne, sensorielle ou mentale ; qu'il y ait, en un mot, émotion véritable ou simple idée émotive, le résultat peut être le même et se traduire dans certains cas par de graves perturbations fonctionnelles ou organiques.

C'est un fait bien connu que l'attente de la douleur en augmente l'intensité, et qu'une puissante distraction peut l'atténuer ou la supprimer presque entièrement. Le plus léger coup de bistouri porté par le chirurgien réveille une plus vive douleur qu'une blessure grave accidentellement produite. On a vu, dans la chaleur de la mêlée, des combattants redoubler d'ardeur malgré de très graves blessures.

Au reste, l'attente de la douleur, lorsqu'elle s'accompagne d'une crainte vive, peut aussi supprimer la souffrance. Les dentistes savent fort bien que nombre de patients se déclarent guéris au moment de frapper à leur porte ou de s'asseoir sur le fatal fauteuil.

Les aliénés présentent très fréquemment un degré d'analgésie remarquable. J'ai vu un paralytique général subir presque sans aucune souffrance l'amputation d'une cuisse. Un autre aliéné qui avait subi l'opération de la kélotomie, trompant la surveillance de l'infirmier, s'amusait à rouvrir sa plaie et à étaler au dehors son intestin.

L'influence d'une idée vive ou d'une pensée longtemps soutenue peut produire des mouvements musculaires involontaires et inconscients. Chevreul [1], l'illustre

[1] Chevreul ; *Revue des Deux-Mondes*, 1812, et *De la Baguette divinatoire, du Pendule explorateur et des Tables tournantes*. Paris, 1854.

centenaire, a, il y a plus d'un demi-siècle, publié sur cette question une étude qui est restée magistrale, et à laquelle les récentes recherches de Preyer en Allemagne, de Gley et de Charles Richet en France, viennent d'apporter une nouvelle consécration.

Une pensée se traduit par d'imperceptibles mouvements involontaires, qui peuvent être conscients ou inconscients. Ces derniers nous donnent l'explication des phénomènes du *spiritisme*[1] et des expériences de Cumberland et des liseurs de pensée.

Le spiritisme, quoi qu'en aient dit certains esprits par trop pessimistes, ne compte pas que des imposteurs parmi ses adeptes, et nombre de *médiums* ne se doutent certainement pas qu'ils exécutent des mouvements involontaires et inconscients qui font progresser la table. Les mouvements inconscients des mains produits par la concentration exclusive de la pensée et l'attention expectante sont bien réellement la cause des oscillations de la table ; cela est si vrai que la suppression du contact direct entre le médium et la table entraîne fatalement la suspension des mouvements de celle-ci.

« Ces mouvements inconscients, dit le professeur Richet[2], ne sont pas livrés au hasard : ils suivent, au moins lorsqu'on opère avec certains médiums, une vraie

[1] *Le Spiritisme* (fakirisme occidental) ; par le Dr Paul Gibier, in-8°, O. Doin, 1887.

[2] In *Revue de l'Hypnotisme*, décembre 1886. Le travail de M. Ch. Richet est extrait du magnifique volume in-4° publié par Félix Alcan, à l'occasion du Centenaire de M. Chevreul.

direction logique qui permet de démontrer à côté de la pensée consciente, normale, régulière du médium, l'existence simultanée d'une autre pensée collatérale qui suit ses périodes propres, et qui n'apparaîtrait pas à la conscience si elle n'était pas révélée au dehors par ce bizarre appareil d'enregistrement.

» C'est ainsi que si l'on place un médium à une table, on pourra, après avoir fait des questions, obtenir des réponses. Réponses logiques, déductives, qui surprendront le médium lui-même, car souvent il ignorera les faits révélés par sa mémoire inconsciente, et traduits en mouvements par ses contractions musculaires inconscientes.»

On comprend combien, dans les conditions de milieu où se pratiquent habituellement les séances de spiritisme, il est difficile de se mettre à l'abri de la cause d'erreur qui résulte du fonctionnement de la mémoire inconsciente. Introduisez au milieu des croyants un *inconnu*, faites porter sur lui vos questions, et vous serez édifié par les réponses erronées du médium.

Les expériences des liseurs de pensée, d'ailleurs très remarquables, exigent une attention profonde du liseur, et aussi un certain degré de perspicacité, susceptible de perfectionnement par l'éducation.

En réalité, la personne qui pense ou qui a caché l'objet trahit sa pensée par des mouvements involontaires et inconscients dont l'intensité est éminemment variable suivant les sujets, et que l'habitude apprend à l'expérimentateur à enregistrer.

La même pensée, la même émotion qui crée ainsi des mouvements inconscients agit aussi, pour les renforcer, sur certains mouvements conscients mais involontaires. C'est ainsi que le balbutiement et le bégayement, par exemple, s'accentuent par la timidité.

Substituons maintenant à la seule pensée, à l'idée fixe mais simple, à l'attention expectante, une idée franchement émotive ou, mieux encore, une émotion véritable, et nous verrons ces mêmes contractions musculaires se développer dans d'étranges proportions.

L'expression « l'émotion l'étreint à la gorge » rend très heureusement le phénomène de contracture des muscles du larynx, d'où résulte la perte momentanée de la parole : *vox faucibus hæsit.*

Le spasme du pharynx nous donne l'explication de certains faits d'hydrophobie en apparence bien étranges, cités par Chomel d'après Romberg, Rush, Trousseau et tant d'autres. Les Mémoires de l'Académie royale de Montpellier contiennent l'histoire de deux sœurs qui avaient été mordues par un chien enragé. L'une d'elles alla en Hollande, d'où elle ne revint qu'au bout de dix ans. A son retour, elle apprit que sa sœur était morte hydrophobe; elle fut prise à son tour d'hydrophobie et en mourut[1].

La chorée, l'épilepsie, sont parfois le résultat d'une vive frayeur.

Les fonctions organiques n'échappent pas davantage à

[1] Demangeon ; *De l'Imagination.* 1829.

cette influence de l'imagination[1]. Qui ne sait les battements de cœur, la congestion du cerveau, l'anxiété respiratoire inséparables de la période d'attente d'un premier rendez-vous!

Le médecin, au moment où il s'arme de son chronomètre, a toujours présent à l'esprit le phénomène du pouls médical, lequel consiste en une accélération subite et passagère des pulsations au moment où le praticien prend le bras du patient.

L'état d'esprit peut exercer une très grande influence sur les fonctions du cœur. Une jeune dame, digne en tous points de figurer dans la grande famille des névropathes[2], se trouve assez fréquemment seule par suite d'absences périodiques de son mari; je vous laisse à penser les noires réflexions qui l'absorbent dans sa solitude. Un soir où elle était seule, l'idée lui vient qu'elle pourrait bien être malade pendant la nuit : aussitôt s'entr'ouvrent à son imagination inquiète les plus noirs horizons; le pouls s'accélère rapidement, bientôt le cœur bat à coups redoublés. Sous la terrible appréhension

1 Voy. : Henri Joly; *L'Imagination, étude psychologique*. Paris, 1877.

P.-J.-G. Cabanis; *Rapports du physique et du moral de l'homme, et lettre sur les causes premières*. 1 vol. in-8°. J.-B. Baillière, 1815.

A.-J.-P. Philips; *Électro-dynamisme vital ou les relations physiologiques de l'esprit et de la matière démontrées par les expériences entièrement nouvelles et par l'histoire raisonnée du système nerveux*. 1 vol. in-8°, J.-B. Baillière.

2. Voy. Ch. Féré; *La Famille névropathique*. (*Arch. de Neurologie*, 1884, tom. VII.)

La Médecine d'imagination, in-8°. Paris, 1886. Delahaye et Lecrosnier.

d'une syncope qui lui paraît imminente, notre malheureuse névrosée jette un cri d'appel désespéré et s'affaisse entre les bras de la servante accourue précipitamment. Il n'y eut pas syncope, mais il résulta de cette crise une fatigue assez grande. Quelques jours après, la malade racontait toutes les péripéties de ce drame psychique, dont pas un détail n'avait échappé à sa conscience.

C'est un fait généralement admis en médecine, que souvent, chez les femmes, les palpitations et la dilatation du cœur qui peut en résulter, sont consécutives aux inquiétudes d'esprit ou à d'autres influences émotives ; peut-être même ne faut-il chercher ailleurs que dans l'extrême agitation et les perpétuels soucis de la vie actuelle la cause de l'augmentation constante des affections cardiaques.

On sait que l'influence de la crainte se manifeste parfois par des évacuations intestinales abondantes. Les annales du choléra pourraient nous fournir un certain nombre de cas de diarrhée cholériforme mortelle d'origine purement émotive. Un condamné à mort reçut avis de la commutation de sa peine, à la condition expresse qu'il coucherait dans le lit d'un cholérique décédé. Le malheureux mourut du choléra après une nuit d'horribles angoisses. Le lit n'avait jamais contenu de cholérique.

Le découragement, la dépression morale, ont toujours un fâcheux retentissement sur l'état physique : c'est ainsi que la déroute d'une armée augmente la gravité des blessures.

Rien ne saurait, mieux que les tremblements de terre,

mettre en relief l'influence de l'état d'esprit sur le corps. Le Dr Eugenio Fazio, l'un des survivants de la terrible catastrophe d'Ischia, a, dans un récit émouvant qu'il en fait, dépeint les accidents de toute sorte auxquels furent en proie les habitants affolés [1].

Des blessés véritablement insensibilisés par la terreur supportaient sans rien sentir l'amputation ; plusieurs perdirent la raison, d'autres la mémoire. Chez les femmes, on vit des fausses couches, des accouchements prématurés, l'arrêt complet de la menstruation, les accidents hystériques et névropathiques les plus graves ; chez les vieillards, la démence et l'imbécillité ; chez les adultes, la diarrhée incoercible, le dégoût absolu des aliments, le blanchiment soudain des cheveux. Telle est l'influence morbigène d'une extrême terreur.

La Foi, dont nous verrons bientôt l'influence possible chez certains malades, a pu créer des troubles morbides graves. Tel est le cas d'une jeune fille de 25 ans [2], d'une excessive piété, non hystérique d'ailleurs, et dont la vie s'écoulait en quelque sorte en une incessante méditation sur la Passion. Au bout de quelques années, cette perpétuelle tension d'esprit finit par amener des extases dont la fréquence alla en augmentant et dont l'apparition présentait une certaine périodicité.

Pendant l'extase, la malade paraissait étrangère à tout ce qui se passait autour d'elle. L'insensibilité était complète, les sens de la vue et de l'ouïe momentanément

1 Voy. Dr E. Monin ; *Gil Blas*, 1er mars 1887.

2 Communication due à l'obligeance du Dr Adolphe Dumas.

abolis. L'apposition d'un écran devant ses yeux ne l'interrompait nullement dans son travail de couture. Le sujet de ses extases était habituellement une des scènes de la Passion. La malade assistait à un véritable drame psychique dont son être tout entier, sa respiration haletante, sa physionomie où se peignait la plus poignante douleur, reflétaient les terrifiantes péripéties. La malheureuse *réalisait* véritablement les divers actes de la Passion.

La vue d'une croix, d'une flamme, en éveillant en elle des idées mystiques, ramenait les crises, dont l'apparition était toujours étroitement liée à quelque fait d'ordre religieux.

Sous l'influence de cette vie purement contemplative, l'état de santé de la jeune fille s'était profondément altéré. Anémique à l'extrême, elle vivait de rien, et pendant le carême n'absorbait absolument que de l'eau, de l'eau de riz, très rarement quelques gorgées de lait qu'elle avait peine à supporter. Pendant tout ce temps de jeûne sévère, les méditations et les prières redoublaient, les crises extatiques étaient plus fréquentes et plus longues. La névrose qui la minait lentement finit par modifier et transformer sa manière d'être et de sentir, au point que vers la fin du carême elle présenta le curieux phénomène des stigmates mystiques. La malade éprouvait de vives douleurs au dos et à la plante des pieds. Pareilles douleurs existaient à la paume et à la face dorsale des mains. La plus légère pression exercée en ces points ravivait la souffrance ; aussi la marche était-elle, à ces moments-là, absolument impossible. Ces accidents disparurent après le carême.

Je pourrais à loisir ajouter à cette énumération des exemples de l'influence de l'imagination sur le cerveau, le foie, la sécrétion lactée, etc.; je n'insisterai pas, les faits auxquels je fais allusion rentrent dans le domaine des connaissances usuelles, encore bien qu'on en exagère la fréquence. Je ne saurais du moins résister au désir de citer l'intéressant travail du Dr Lober [1], où se trouve décrit « tout un groupe de troubles moteurs et sensitifs provoqués chez des sujets prédisposés par auto-suggestion consécutive à une émotion, à un traumatisme ou à l'imitation. »

* * *

En présence des influences si diverses et si nombreuses qui peuvent à tout instant venir troubler le libre exercice des fonctions de l'économie, faut-il s'étonner que tant de gens paraissent si peu certains de jouir de la santé et vivent dans la crainte perpétuelle de la perdre ! De là naît la classe de ces malheureux malades imaginaires, sans cesse effrayés du plus léger mouvement qui se produit dans leur économie, observateurs trop scrupuleux des moindres phénomènes, et qui, comme on l'a dit, troublant leur digestion en y songeant, font tourner à leur détriment l'activité d'une imagination inquiète.

Pauvres déshérités, dont les souffrances incomprises

[1] *Paralysies, Contractures, Affections douloureuses de cause psychique.* Thèse d'Agrégation. O. Doin, 1886.

s'accroissent par l'absence de toute consolation sincère, et presque toujours aussi, hélas ! par le défaut de toute intervention intelligente et active ! vos douleurs, pour être nées sous l'influence d'une imagination surexcitée, n'en sont pas moins réelles ; la souffrance qui résulte de la concentration exclusive de votre pensée sur les noires idées qui vous obsèdent, revêt parfois toute l'horreur d'une torture dont seul pourrait approcher le supplice que vous infligez à votre entourage par vos incessantes doléances!

Tel de ces malheureux émules d'Argan crée ses souffrances de toute pièce, comme cet élève en médecine qui, après avoir étudié les anévrismes, se crut lui-même porteur de plusieurs dilatations artérielles et vécut pendant plusieurs mois avec la perspective peu rassurante d'une rupture imminente.

Tel autre, prenant acte d'une sensation intestinale insignifiante, se croit autorisé à affirmer l'existence de quelque terrible parasite dont la présence l'effraye d'autant plus qu'il ne parvient jamais à en expulser le moindre fragment.

La syphilis ne vient-elle pas grossir par son contingent de *syphilophobes* le cortège déjà si imposant de ses trop réelles victimes !

On a vu des jeunes femmes, tourmentées d'un violent désir de devenir mères, prendre leur désir pour la réalité, présenter même quelques-uns des signes de la grossesse au point de pouvoir se faire illusion jusqu'à l'expiration de la période normale.

C'est peut-être le cœur qui fait, à ce point de vue, le plus de victimes en un milieu pour lequel palpitation est synonyme de maladie cardiaque.

J'ai connu, pendant le cours de mes études médicales, une jeune dame profondément anémique et sujette, de ce chef, à de fréquentes palpitations. Cette dame, d'ailleurs très intelligente et fort instruite, se croyait atteinte d'une maladie de cœur et avait contracté la déplorable habitude de compter à tout instant ses pulsations. Il lui arriva souvent d'accourir chez moi en toute hâte pour me faire constater que son pouls battait 100 ou 110. Je lui donnais de mon mieux la véritable explication de ces accidents, sans oublier d'attribuer en partie à la longueur et à la rapidité de sa course l'accélération momentanée de son pouls ; puis, après lui avoir prodigué quelques bonnes paroles d'encouragement, je m'évertuais à distraire sa pensée. Son goût très vif pour la musique m'en fournit l'occasion ; j'arrivai plusieurs fois à détourner son attention par le bruit de mes doigts battant *crescendo* sur la table la marche de quelque air en vogue. La physionomie de ma malade se rassérénait progressivement, puis..., la consultation se terminait subitement par une romance du *Petit Duc* ou des *Cloches de Corneville.*

Il est triste d'être obligé de constater que le nombre de ces malheureux malades imaginaires va sans cesse augmentant. La cause en est aux conditions actuelles de l'existence, à laquelle on semble tenir d'autant plus que la recherche du plaisir et des jouissances en devient le mobile à peu près exclusif.

La cause en est surtout à la multiplication effrayante des livres de médecine populaire, avis au peuple sur sa santé que dicta seul l'amour du lucre, ouvrages rédigés par la médiocrité pour l'ignorance.

Ceux-là vraiment sont bien naïfs ou bien coupables qui s'efforcent de persuader au peuple que la médecine est un art domestique dont chacun peut accommoder les préceptes à son usage particulier. Le lecteur ignorant et crédule puise dans ces ouvrages des idées fausses, car les erreurs y abondent, ou tout au moins des idées incomplètes, non moins dangereuses dans une science dont l'application est si délicate.

Les esprits les plus brillants et les plus cultivés en subissent, eux aussi, les désastreuses conséquences. Ce sont eux surtout qui, abusant des ressources d'une imagination trop active, créent sur ce qu'ils ignorent les hypothèses les plus étranges et contribuent à propager les plus funestes erreurs.

Combien de malheureux, au sortir de la lecture de ces livres, si indigeste pour eux, se croient subitement atteints de quelque affection incurable ! Combien d'autres, devenus *ipso facto* maîtres en la matière, affectent désormais de contrôler ou de critiquer les prescriptions de l'homme de l'art et prodiguent aux malheureuses victimes poussées par leur crédulité irréfléchie les funestes conseils d'une science qui leur est subitement devenue familière !

N'est-il pas au moins étonnant de voir que chacun se croit en état de donner des conseils à son voisin sur une science qui exige de si nombreuses et si minutieuses études, alors que bien peu oseraient en donner sur tout autre sujet ?

La fréquentation des malades peut parfois frapper vivement certaines imaginations et pousser à l'hypochondrie. C'est même à ce double écueil de la lecture des livres de médecine et de la vue des malades que viennent se heurter le plus grand nombre des jeunes gens qui embrassent la carrière médicale. Quel étudiant n'a pas eu, au début de ses études, ses heures de *nosophobie !*

Et maintenant que nous avons payé ce juste tribut de commisération à l'intéressante catégorie des malades imaginaires, cherchons quels sont les moyens que l'on pourrait mettre en usage pour les délivrer de leurs trop réelles souffrances.

L'induction autorise à penser *à priori* que si les divers états d'esprit produisent des modifications fonctionnelles dans le sens de la maladie, ils pourraient aussi en produire dans le sens de la guérison ; et c'est précisément ce que l'expérience démontre. En veut-on des exemples : il nous suffira de prendre le contre-pied de ceux que nous avons fournis dans la première partie de ce travail.

Nous avons déjà signalé l'influence salutaire que les dentistes exercent à distance sur certains patients. Rappelons ici l'histoire du malade à qui on avait placé un thermomètre dans l'aisselle et qui en éprouva un tel soulagement qu'il en redemanda l'application. « Appliquez-vous cela sur le côté », dit un médecin à un de ses

sur un papier le nombre indiqué, et ajoute : « Après dimanche, vous n'aurez plus à vous plaindre de vos verrues ». Au jour fixé, les verrues avaient entièrement disparu.

Peu de maladies ont suscité un aussi grand nombre d'étranges remèdes que la fièvre intermittente ; tous sont basés sur ce même principe de l'influence de l'imagination. Les charmes, les amulettes, la corde de pendu, les morceaux de potence, le mot *abracadabra* écrit sur le cou d'une certaine façon, le carré de papier où se trouvait écrit le mot fébrifuge et dont on devait chaque jour découper une lettre, la décoction d'hippocampes, ont tour à tour pu produire, ont certainement produit quelques guérisons.

La Foi, de nos jours, fait encore des miracles. Les guérisons obtenues dans les sanctuaires en vogue nous fournissent de frappants exemples de la puissance suggestive de la confiance en l'intervention divine. C'est qu'en effet nulle autre cause morale ne saurait mieux que la foi religieuse vive frapper l'imagination, ce puissant artisan de miracles.

Le Dr Mackey [1] rapporte quelques-unes des guérisons authentiques recueillies et publiées par l'honorable M. Henri Lasserre [2], et dit qu'il les croit inexplicables par toute autre hypothèse que le miracle. Il admet cependant de bonne foi que dans la pratique médicale on ren-

[1] *Miracles and mental Science. Dublin Review*, 1880, pag. 386. Cité par Hack Tuke.

[2] *Annales de Lourdes*, 30 janvier 1879.

contre des cas analogues. Or je ne pense pas que jamais médecin ait eu la prétention d'opérer des miracles.

Voici, entre autres, brièvement résumés, trois cas empruntés au professeur Charcot[1] :

1° Contracture d'un membre inférieur remontant à plus de quatre ans. En raison de l'inconduite de la malade, le Dr Charcot fut obligé de lui adresser une vigoureuse admonestation et de la menacer de la renvoyer. Dès le lendemain, la contracture avait disparu.

2° Hystérique atteinte de contracture limitée à un seul membre. Cette femme fut accusée de vol ; la contracture, qui datait de deux ans, se dissipe instantanément sous l'influence de l'ébranlement moral produit par cette accusation.

3° Contracture à forme hémiplégique, surtout prononcée au membre supérieur. La guérison survint presque tout à coup, dix-huit mois après le début, à la suite d'une vive contrariété.

Je pourrais multiplier les exemples de ce genre, je n'insisterai pas.

« En relatant, dit le professeur Bernheim[2], les observations de guérisons authentiques obtenues à Lourdes ; en essayant, au nom de la science, de les dépouiller de leur caractère miraculeux ; en comparant à ce point de vue seul la suggestion religieuse avec la suggestion hypnotique, je n'entends ni attaquer la foi religieuse ni blesser le sentiment religieux. Toutes ces observations ont été recueillies avec sincérité et contrôlées par des

[1] *Leçons sur les Maladies du Système nerveux.* 1872-1873.

[2] *De la Suggestion et de ses applications à la Thérapeutique.* 1886, pag. 218.

temps négligé d'utiliser cette classe si importante des *remèdes psychiques*, abandonnant ainsi en de profanes mains une arme dont l'utilité s'impose et dont chaque coup contribue à ébranler les puissantes assises de la médecine hippocratique.

Deux méthodes s'offrent à nous, dont l'ensemble constitue ce que nous appellerons la *psycho-thérapeutique* ou thérapeutique suggestive. La première, la plus simple, que nous désignerons plus particulièrement du nom de médecine morale ou *médecine d'imagination*, consiste à utiliser et à diriger l'influence de l'esprit sur le corps.

Que de névropathes ou d'hypochondriaques dont les troubles morbides qui guériraient par une thérapeutique morale sagement dirigée, sont aggravés ou rendus incurables par l'insouciance ou le dédain avec lesquels on les traite !

Le raisonnement, c'est-à dire la médecine morale, a pu calmer l'anxiété et la dysphagie de plusieurs hydrophobes dont l'imagination seule était malade.

La peur elle-même a, dans certaines circonstances, produit les plus heureux effets. Témoin cette malade qui, sous la menace d'une injection de morphine, promit de dormir, et, après avoir été prise une première fois en flagrant délit de sommeil simulé, s'endormit bien réellement à l'heure fixée, sous une nouvelle menace plus pressante, et ne cessa dès lors de s'endormir tous les soirs à la même heure [1].

[1] Dr Beugnies-Corbeau ; *De la Peur en thérapeutique ou de la Suggestion à l'état de veille. Bulletin général de Thérapeutique*, août 1886.

Hâtons-nous de dire que le médecin doit s'attacher tout d'abord à gagner la confiance du malade, non point par de beaux discours ou de grands mots, mais par la douceur et l'affabilité de ses manières, par de sincères paroles d'encouragement et par-dessus tout par une patience à toute épreuve. Ranimer le courage abattu des malades, éloigner d'eux soigneusement toutes les causes de dépression morale, relever leur volonté défaillante, n'est-ce pas préparer le terrain et poser par avance les jalons de la victoire[1] ?

L'effet des remèdes, dit le Dr Wilks[2], dépend autant de l'état d'esprit que des dispositions physiques des malades ; c'est certainement par l'oubli de cette vérité si simple que s'expliquent les appréciations parfois contradictoires portées par les médecins sur les remèdes nouveaux dont les effets peuvent varier suivant la confiance du malade.

Tel est aussi le principe qui explique les résultats malheureusement trop rares et trop incertains de quelques-uns des remèdes secrets si fort en vogue aujourd'hui, et dont la quatrième page de nos journaux suffit à peine à vanter les vertus mirifiques.

« Hâtez-vous, disait un sceptique, d'user de ce remède pendant qu'il guérit » : parole qui semble vraiment justifiée par l'étrange engouement avec lequel la mode adopte, pour les abandonner bientôt, des remèdes dont

[1] Voy. Ollivier ; *La Puissance de la Volonté dans les maladies et au cours des épidémies*, in-8°. Toulon, 1886.

[2] *The Lancet*, 18 décembre 1869.

la nature est dissimulée sous une étiquette d'emprunt et dont l'efficacité est parfois plus que problématique.

Loin de moi l'idée de vouloir condamner sans distinction toutes les spécialités : quelques-unes ont fait leurs preuves ; mais combien d'autres, qui ne contiennent que des substances anodines, attirent, à grand renfort d'une réclame éhontée, l'attention du public toujours poussé par l'attrait de la nouveauté, et fournissent aux plus audacieux *barnums* les phalanges sans nombre des dupes prédestinées !

Il y aurait vraiment beaucoup à dire sur la plupart de ces remèdes secrets dont les *inventeurs* veulent bien nous dire ce qu'ils font et non pas ce qu'ils sont : panacées tolérées par une loi impuissante à réprimer l'exercice illégal de la médecine et de la pharmacie ; pilules internationales ou autres dont les moindres inconvénients sont de faire croire aux malades qu'ils se peuvent toujours soigner eux-mêmes, et de pousser peu à peu le pharmacien à l'exercice dune science dont il ignore les éléments!

Je ne fais d'ailleurs aucune difficulté pour reconnaître que les plus insignifiants de ces remèdes amènent parfois quelque soulagement. Le malade pourra s'en trouver bien s'il a dans ses vertus une confiance absolue, alors qu'il ne retirera peut-être aucun soulagement d'un médicament actif conseillé par le médecin ; ce qui revient à dire que, jusqu'à un certain point, la foi sauve le corps. Le malade croit fermement que le remède le soulagera, le remède le soulage : il y a là tout simplement un phénomène de suggestion, d'auto-suggestion facile à provoquer chez nombre de sujets, et dont je pourrais à loisir multiplier les exemples.

En effet, telle est parfois l'influence du facteur psychique sur l'effet des remèdes, que des substances absolument inertes, représentées dans l'esprit des malades comme très actives, peuvent amener des perturbations fonctionnelles réelles. Les pilules de *mica panis*, la potion *aqua fontis* ou au *protoxyde d'hydrogène*, les *dragées fulminantes*, ont tour à tour produit des effets de sédation nerveuse ou d'expoliation intestinale remarquables.

A l'aide de quatre pilules *argentées* dont il avait annoncé par avance l'action énergique, le Dr Lisle [1] obtint chez un hypochondriaque une diarrhée cholériforme dont les effets ultérieurs sur la maladie furent d'ailleurs des plus heureux.

Les faits de ce genre ne sont point rares. Un médecin bien connu prescrivit un jour deux pilules *mica panis* à un malheureux hypochondriaque, non sans l'avoir prévenu qu'il en éprouverait quelques coliques. L'effet dépassa toute prévision : le lendemain, le malade se plaignit amèrement d'avoir éprouvé de violentes douleurs abdominales et refusa de se soumettre de nouveau à une aussi énergique médication.

Pendant mon internat dans les hôpitaux, je fis un jour à une hystéro-épileptique une injection hypodermique d'eau pure; une injection de morphine que j'avais dû lui faire quelques jours avant avait amené des vomissements

[1] *Union médicale*. Octobre 1861.

douloureux qui avaient beaucoup effrayé la malade ; elle crut, en dépit de mon affirmation, que je lui injectais encore de la morphine, et eut, comme la première fois, des vomissements.

L'emplâtre vésicant, dont l'emploi est devenu aujourd'hui banal et même abusif dans la médecine populaire, intéresse parfois tout aussi vivement les centres psychiques que l'épiderme lui-même. Une malade un peu timorée, atteinte depuis plusieurs jours d'un point douloureux au côté gauche, avait fini par se persuader qu'elle avait une fluxion de poitrine, en dépit de mon pronostic entièrement rassurant. Malgré le désir discrètement manifesté par l'entourage et par la malade d'appliquer un vésicatoire, je voulus épargner à la patiente des souffrances que je considérais comme inutiles et prescrivis, sans succès d'ailleurs, un liniment très actif. Mon insuccès n'ayant fait qu'aviver la confiance de la malade en un vésicatoire, je crus devoir céder enfin à son secret désir et prescrivis le bienheureux emplâtre. Le lendemain, la douleur avait presque entièrement disparu, et, lorsqu'on voulut panser le vésicatoire, on constata qu'il n'avait pas pris.

Tous ces faits, quelque étranges qu'ils puissent paraître, ne sauraient laisser le moindre doute. N'est-il pas bien avéré que les peuples barbares anciens et modernes obtenaient la guérison des maladies par des charmes magiques ou d'autres pratiques tout aussi inefficaces ?

Cette influence de la confiance, si considérable chez les peuples qui occupent les derniers degrés de l'échelle sociale, s'atténuera avec les progrès de la civilisation et de l'instruction. Il est de toute évidence qu'elle est proportionnée au degré de culture intellectuelle du sujet ; aussi ne saurait-elle guère avoir de prise sur un malade instruit, car, dans l'ignorance absolue où il se trouve des fonctions si complexes du système nerveux et des lois qui les régissent, il lui serait difficile de croire qu'il sera guéri par *rien*. Tout effet supposant une cause, du moment où la cause échappera à nos sens ou à notre entendement, l'effet sera nié par avance, la confiance sera nulle.

C'est là sans aucun doute ce qui explique la catégorie habituelle des malades appelés à bénéficier des cures merveilleuses ou surnaturelles. C'est là aussi ce qui permet de comprendre que les médecins sont les gens du monde à qui les remèdes sont le moins utiles, parce qu'ils réfléchissent longuement à leurs effets, dont ils connaissent la mesure, que leur confiance se trouve par cela même limitée, et qu'ils ne sauraient, comme cela arrive trop fréquemment dans le public, osciller perpétuellement entre le doute systématique et la confiance aveugle, refuges extrêmes qui leur sont également interdits.

En tout état de cause, j'admets donc volontiers les *remèdes de complaisance*, mais à la condition expresse de ne les donner que dans certaines circonstances particulières et de n'administrer jamais que des remèdes anodins ou même des substances inertes, en s'attachant alors à persuader au malade qu'ils produiront de bons effets.

Je ne saurais, par contre, approuver la conduite de certains praticiens qui poussent la faiblesse jusqu'à satisfaire aux moindres caprices de leurs malades et feignent de partager leurs illusions ou leur antipathie sur tel ou tel agent pharmaceutique. Pareille façon d'agir est d'autant plus blâmable que, par une étrange aberration d'esprit en un temps où il est peu de gens qui ne se croient en droit d'avoir sur les médicaments usuels une opinion bien arrêtée, les remèdes héroïques sont tenus en suspicion, tandis que les plus incertains se partagent la faveur publique ; d'où il résulte que la condescendance de l'homme de l'art tourne trop souvent au détriment du malade.

En aucun cas, nous ne devons, par un luxe inutile d'ordonnances, nous faire les complices de cette étrange erreur du public, à savoir : que la médecine pratique consiste exclusivement à avoir une recette pour chaque incommodité. Sachons imposer aux malades notre abstention raisonnée ; efforçons-nous de leur faire comprendre l'importance, si étrangement méconnue, de nos prescriptions hygiéniques et diététiques ; sachons, en un mot, sans faiblesse comme sans brusquerie, aussi bien chez ceux qui veulent absolument que leur médecin les guérisse et dont la foi mal comprise ne saurait résister à un insuccès, que chez les vrais croyants, poursuivre la réalisation de notre tâche, quelles que soient les difficultés qu'elle présente.

Je ne sais qui a dit que, de deux médecins d'égal mérite, le plus renommé était aussi le plus digne de confiance ; c'est qu'en effet celui-ci, fort de sa renommée et de sa position, saura mieux résister aux exigences du malade et à l'opposition plus ou moins déguisée de l'entourage ; nulle timide considération ne saurait l'enchaîner ni lui forcer la main.

Et puis, ceci soit dit sans mauvaise pensée, n'en est-il pas parfois un peu de certains médecins en renom comme des remèdes à la mode ou des sanctuaires en vogue ?

L'imagination, la volonté, l'obéissance, en un mot les divers états d'esprit dont nous venons d'étudier l'influence, oscillent, chez l'individu normal et dans les conditions ordinaires de veille, dans des limites infranchissables. Nous pouvons toutefois reculer ces limites presque à l'infini, grâce à une méthode expérimentale qui a pour effet d'amener une modification momentanée du fonctionnement cérébral ; je veux parler de l'*Hypnotisme*, qui aujourd'hui, définitivement dépouillé de sa mystérieuse auréole grâce aux récentes études des maîtres actuels de la science, offre au thérapeutiste instruit et sagace une arme aussi précieuse qu'inoffensive.

C'est dans l'étude de l'Hypnotisme que nous allons maintenant trouver des éléments de la psycho-thérapeutique proprement dite [1].

La crédivité est la tendance naturelle de l'homme à croire ce qu'on lui dit. « La crédivité, dit Durand de

[1] Il m'est impossible de m'étendre ici sur cette question si attrayante de l'hypnotisme. Je me bornerai à quelques explications rapides, indispensables à la clarté de mon sujet, renvoyant le lecteur que cette double étude de physiologie et de psychologie pourrait séduire, aux nombreuses indications bibliographiques que j'ai réunies.

Gros, que les théologiens appellent la foi, nous est donnée afin que nous puissions croire sur parole, sans exiger des preuves rationnelles ou matérielles à l'appui ; croire sans la crédivité serait aussi difficile que voir sans la vue : ce serait radicalement impossible.»

L'enfant croit ce qu'on lui dit; plus tard, le développement progressif des facultés de jugement et de contrôle affaiblit insensiblement cette crédulité native, dont les traces persistent néanmoins chez l'adulte, et qui se retrouve presque entière chez certains sujets. Dites à quelqu'un : « Vous avez une abeille sur le front »; instinctivement il y porte la main, quelques personnes croiront même ressentir la piqûre.

Les fonctions du cerveau, je pourrais dire de nos deux cerveaux [1], sont de deux sortes : d'automatisme et de conscience ou de contrôle. Le libre fonctionnement cérébral est la résultante d'un certain état d'équilibre entre elles.

Dites à un enfant de marcher, automatiquement il lève la jambe ; à un adulte de fermer les yeux ou de lever le bras, presque toujours il le fera sans réflexion. C'est de l'automatisme ou obéissance passive ; ce sont là des actes inconscients que nous accomplissons avant que notre volonté ait pu intervenir, ou même contrairement à notre volonté, en vertu d'une docilité cérébrale native qui nous porte à exécuter les ordres reçus.

Tel est le phénomène de la *suggestion*, qui peut aussi

[1] Voy. Ch. Bérillon ; *Hypnotisme expérimental et dualité cérébrale*. Paris, 1884.

revêtir la forme de l'imitation. La vue d'une personne qui se gratte, en éveillant chez nous l'idée de prurit, suffit quelquefois à déterminer le besoin de nous gratter aussi. Le bâillement, les tics, les attitudes, sont contagieux.

Cette docilité cérébrale, cette *suggestibilité* qui varie naturellement suivant les sujets, s'accroît dans certaines circonstances. Le rêve, la somnolence, la distraction, ou inversement l'attention concentrée, l'accentuent notablement. Elle atteint son apogée dans quelques-uns des divers états d'hypnotisme, où, comme nous le verrons bientôt, il semble parfois qu'elle ne connaisse plus de bornes.

L'Hypnotisme, pourrons-nous dire, est caractérisé physiologiquement par l'exercice exclusif de l'activité automatique du cerveau, ou tout au moins dans les premiers degrés du sommeil provoqué, par la prédominance de celle-ci sur l'activité consciente et voulue. La suggestibilité mesure l'aptitude particulière à la transformation plus ou moins inconsciente de l'idée reçue en acte, en sensation (douleur) ou image sensitive (hallucinations des divers sens).

A l'état de veille, la crédivité est limitée par les facultés supérieures de l'entendement. Dans le sommeil naturel, celles-ci s'affaiblissent ; l'imagination, devenue maîtresse, crée et impose au rêveur les suggestions hallucinatoires les plus étranges, substituant ses propres hallucinations aux véritables perceptions des sens. « L'imagination, dit Vacherot [1], est une faculté essentiellement superstitieuse :

[1] *Dictionnaire des Sciences philosophiques.*

abandonnée à elle-même, son premier mouvement, son instinct irrésistible est de croire à la réalité de ses représentations et d'adorer en aveugle les idoles qu'elle a créées. C'est par ce côté qu'elle est une source inépuisable d'erreurs [1]. »

Le sommeil hypnotique, plus encore que le sommeil naturel, annihile les facultés de contrôle et exalte l'imagination. Le cerveau se trouve désormais dans un état psychique tel que toutes les impressions transmises sont acceptées comme réelles sans examen possible. La crédivité devenue pour ainsi dire illimitée rend le cerveau éminemment accessible à la suggestion.

Donnez à un sujet hypnotisé les ordres les plus extravagants et les plus contradictoires : ils seront aussitôt exécutés. Suggérez l'idée d'une sensation douloureuse : celle-ci se réalise immédiatement, pour disparaître tout aussi rapidement sous l'influence d'une suggestion inverse.

C'est en réalité le même mécanisme qui produit les souffrances des malades imaginaires, et ceux-ci sont tout simplement victimes d'une auto-suggestion due à la concentration persistante de leur pensée sur un point ou sur une idée.

J'ai déjà eu l'occasion d'appeler l'attention sur ce phénomène de l'auto-suggestion ; je ne saurais trop y insister, car il constitue vraiment la clef de voûte des

[1] Voy. J. Tissot ; *L'Imagination, ses Bienfaits, ses Égarements.* Paris, 1860.

maladies psychiques, dont il explique tour à tour la ténacité désespérante ou la guérison quasi instantanée.

Non point certes qu'il suffise de penser avec obstination à une maladie pour que celle-ci se déclare : n'est pas hypochondriaque qui veut; il faut aussi et surtout que le sujet soit prédisposé, et cette prédisposition consiste dans une impressionnabilité cérébrale exagérée, dans une sorte de faiblesse psychique congénitale qui rend le sujet particulièrement excitable et suggestible. Le degré le plus élevé de cette prédisposition se traduit par le phénomène de suggestion à l'état de veille, qui a été tout particulièrement étudié par le Dr Bernheim : le savant professeur a pu faire exécuter des ordres à certaines personnes non hystériques et non hypnotisables.

Aussi, s'il n'est pas exagéré de dire que nombre de médecins, je parle de ceux qui savent utiliser les influences morales, font de la suggestion comme M. Jourdain faisait de la prose, sans le savoir, peut-on prévoir le rôle bien autrement actif que jouera ce précieux agent psychique lorsque la thérapeutique suggestive aura définitivement conquis droit de cité dans le monde médical.

L'influence de la suggestion, chez un sujet en état d'hypnose, semble vraiment n'avoir point de bornes. On peut créer chez lui, avec la plus grande facilité, des hallucinations des divers sens et déterminer tous les actes qui dérivent des idées suggérées. On peut à volonté provoquer, soit pendant le sommeil, soit seulement au réveil (suggestion post-hypnotique), de l'anesthésie, des paralysies, la cécité, la surdité (phénomènes d'inhibition de Brown-Sequard), ou au contraire de l'hyperesthésie sensitive et sensorielle, des contractures, un travail musculaire exagéré (phénomènes de dynamogénie).

Toutes ces manifestations, qui relèvent de l'un des trois grands centres nerveux, témoignent jusqu'à l'évidence que le système nerveux est réellement le facteur nécessaire des divers actes de la vie organique, et que chacune de ses modalités entraîne une modification corrélative de ces mêmes actes.

Aussi semblait-il tout naturel que l'on songeât à appliquer la suggestion hypnotique au traitement de certains troubles fonctionnels du système nerveux, à la guérison des hypochondriaques et des névropathes. Telle est en effet la voie, pleine de riantes promesses et aussi déjà de succès bien avérés, où se sont engagés depuis quelques années nombre de courageux esprits.

Bernheim, Voisin, Beaunis, Liebeault en France ; Berger, Preyer, Fisher, Wiebe en Allemagne; Tamburini, Sepilli, Lombroso, en Italie ; le Polonais Ockorowiz, se distinguent entre tant d'autres par leurs nombreux essais de thérapeutique suggestive.

C'est là d'ailleurs un mouvement essentiellement français, et nous ne pouvons oublier que, si l'illustre James Braid[1] a opéré des cures réelles, il en ignorait le mécanisme, puisque le phénomène de la suggestion lui était inconnu. Ce sont, en réalité, les remarquables travaux du professeur Charcot et de l'École de la Salpê-

[1] *Neurypnologie. Traité du Sommeil nerveux*, traduction du Dr J. Simon. Paris, 1883.

trière qui ont donné le branle au monde savant ; c'est au professeur Bernheim et à l'École de Nancy que sont dus les premiers essais rationnels et aussi les plus beaux succès de thérapeutique suggestive.

Le Dr Liebeault (de Nancy), qui depuis vingt-cinq ans poursuit avec une fermeté et un courage au-dessus de tout éloge l'étude de l'hypnotisme et de la suggestion, et qui a eu l'occasion d'hypnotiser plus de 7,500 personnes de tout âge [1], dont quelques-unes un grand nombre de fois, a publié récemment un Mémoire sur 77 cas d'incontinence d'urine traités par la suggestion hypnotique [2]. 56 malades furent guéris en une ou plusieurs séances, 9 virent leur état s'améliorer, 8 seulement furent traités sans succès, les 4 autres malades furent perdus de vue après une seule séance de suggestion.

Le Dr Voisin a retiré de beaux résultats de ce mode de traitement dans quelques cas d'alcoolisme et de morphinisme, et plus particulièrement dans deux cas d'aliénation mentale.

Faut-il rappeler les observations d'hémorrhagie, d'éruptions vésicantes ou d'élévation thermique obtenues par suggestion, témoignage irréfutable de l'action sur les nerfs vaso-moteurs ; l'anesthésie chirurgicale par suggestion post-hypnotique, qui a permis d'opérer sans douleur l'ouverture d'un abcès phlegmoneux, l'extraction d'une dent [3], et dont le manuel consiste simplement à

[1] *Confession d'un médecin hypnotiseur. Rev. de l'Hypn.* Octobre et novembre 1886.

[2] *Revue de l'Hypn.* Septembre 1886.

[3] H. Mabille et J. Ramadier ; *Revue de l'Hypn.* Octobre 1886.

endormir le sujet et à lui suggérer qu'à son réveil il sera opéré sans douleur ?

J'ai pu, chez plusieurs malades plus ou moins névropathes atteints d'insomnie persistante, obtenir à volonté une durée déterminée d'un sommeil réparateur en intimant pendant l'hypnose l'ordre de dormir la nuit.

Une jeune femme atteinte de troubles menstruels peu graves, mais qui ne laissaient pas cependant que de l'inquiéter, se plaignait fréquemment de douleurs abdominales très vives.

Un jour où ces douleurs la tourmentaient et l'inquiétaient plus que d'habitude, je l'hypnotisai et obtins par simple affirmation la disparition immédiate des douleurs et la réapparition de sa gaieté naturelle.

A une autre personne que l'idée de son départ inquiétait beaucoup, je donnai pendant l'hypnose l'ordre de dormir durant tout le voyage, ajoutant que son sommeil serait semé de beaux rêves. J'appris plus tard que mes deux suggestions s'étaient exactement réalisées ; le réveil s'était effectué subitement à la station d'arrivée.

Chez un jeune garçon de 20 ans atteint d'uréthrite aiguë avec sensibilité très grande aux injections, au point que le malade refusait de s'y soumettre, je pus, par simple suggestion post-hypnotique, produire une analgésie uréthrale presque absolue, ce qui me permit de poursuivre et de mener rapidement à bonne fin la médication. Je dois à la vérité de dire que ces deux dernières personnes étaient éminemment suggestibles et que j'avais eu d'ailleurs l'occasion de les hypnotiser un certain nombre de fois.

Je pourrais, à loisir, emprunter aux divers auteurs une foule d'exemples plus intéressants et plus directement utiles ; je pourrais m'étendre complaisamment sur les applications thérapeutiques du sommeil artificiel direct ou de la suggestion hypnotique[1] ; le lecteur y trouverait sans doute d'étranges et surprenantes révélations. Tel n'est pas le but de cette étude. Ce que j'en ai dit suffit, semble-t-il, à assigner à ce mode de médication, d'ailleurs absolument inoffensif entre des mains expérimentées, une place plus qu'honorable dans le traitement d'un assez grand nombre de troubles fonctionnels relevant directement du système nerveux, et plus particulièrement, au point de vue qui nous occupe, de l'hypochondrie et de la névropathie sous leurs diverses formes.

Heureux si j'avais pu communiquer à mes lecteurs un peu d'une conviction basée sur l'étude approfondie et purement scientifique d'une question que quelques esprits cultivés ont cru pouvoir condamner sans examen[2], et dont tant d'autres ignorent les premiers éléments !

C'est qu'en effet, à l'heure actuelle, les sceptiques sont encore légion, et je connais bien des membres du Corps médical lui-même chez qui le simple exposé de quelques expériences des plus simples provoque infailliblement un sourire plein d'une tendre commisération. Ceux-là apprécient et contestent, en gens du monde, des faits qu'ils ne connaissent que par ouï-dire, au lieu de les étudier comme ils le devraient.

[1] Voy. Clovis Hugues ; *La France*, 13 février 1887.
[2] Voy. *Le Soleil*, 15 août 1886.

Le caractère en apparence merveilleux des phénomènes de l'hypnotisme, loin d'éveiller des idées de supercherie ou de surnaturel, devrait, semble-t-il, attirer l'attention des médecins, membres de la grande famille scientifique à qui incombe l'insigne honneur de démêler le vrai du faux, de porter toujours plus avant la lumière.

Il est étrange de voir avec quelle difficulté sont acceptés les découvertes ou les principes qui viennent trop brusquement heurter ou renverser les idées reçues. Et n'est-ce pas vraiment le cas de répéter avec le Fabuliste :

L'homme est de glace aux vérités,
Il est de feu pour le mensonge.

Qu'importe après tout la réserve dédaigneuse des sceptiques ou l'hostilité systématique des routiniers de la science ! Tôt ou tard la vérité percera les ténèbres. Honneur à ceux qui sans faiblesse comme sans enthousiasme irréfléchi, prenant pour devise cette parole d'Arago : « Celui qui en dehors des mathématiques pures prononce le mot *impossible* manque de prudence », se vouent à la recherche du vrai et cherchent à faire reculer les bornes du possible !

La Science ne saurait avoir ni crainte ni respect. La méthode expérimentale, à laquelle la physiologie doit la plupart de ses belles découvertes, semble devoir éclairer de lueurs inespérées la psychologie cérébrale. A l'œuvre donc, sans relâche comme sans engouement : là est l'écueil le plus sérieux !

INDEX BIBLIOGRAPHIQUE[1]

Hypnotisme.

H. Barth. — Du sommeil non naturel, de ses diverses formes. Paris, 1886.

Grasset. — Traité pratique des maladies du système nerveux, 2e édit., 1886.

— Du sommeil provoqué comme agent thérapeutique. (Sem. médic., 2 mai 1885 et 19 mai 1886.)

A. Binet. — La psychologie du raisonnement. Recherches expérimentales à l'aide de l'hypnotisme. Paris, 1886.

Segler. — La thérapeutique suggestive. (Arch. de Neur., novembre 1885, janvier 1886.)

Jendrassik. — De l'hypnotisme. Arch. de Neur.

E. Alliot. — La suggestion mentale et l'action des médicaments à distance. Paris, 1886.

Bourru et Burot. — Un cas de multiplicité des états de conscience avec changement de personnalité. (Rev. phil., octobre 1885, janvier 1886.)

A. Cullerre. — Magnétisme et hypnotisme. Paris, 1886.

H. Beaunis. — Le somnambulisme provoqué. Études physiologiques et psychologiques. Paris, 1886.

— Un fait de suggestion mentale. (Rev. phil., 1886, n° 2.)

Bottey. — Magnétisme animal, 2e éd. Paris, 1886.

[1] Je complète ici, en ce qui concerne l'Hypnotisme, les indications bibliographiques contenues dans le cours de cette étude.

Le lecteur trouvera dans la Thèse d'agrégation du Dr Barth une Notice bibliographique très étendue, qui comprend jusqu'à l'année 1885 inclusivement.

Bourru et Burot. — Action à distance des substances toxiques et médicamenteuses, in-8°. Paris, 1886.

Bérjon. — La grande hystérie chez l'homme, d'après les travaux de MM. Bourru et Burot, in-8°, 1886.

Michailov. — L'hypnotisme comparé au magnétisme, ce dernier n'étant pas applicable au traitement des maladies (en russe), in-8°. Saint-Pétersbourg.

Pierre Janet. — Les phases intermédiaires de l'hypnotisme. (Rev. scient., n° 19, 8 mai 1886, et Rev. phil., août 1886.)

Paul Magnin. — Les états mixtes dans l'hypnotisme. (Rev. scient., n° 24, 12 juin 1886.)

G. Ramey. — Rétrécissement spasmodique du canal uréthral traité sans succès par l'uréthrotomie interne et guéri par la suggestion hypnotique. (Note présentée à la Société de Biologie, séance du 3 juillet 1886.)

Campili. — Le grand hypnotisme et la suggestion hypnotique dans leurs rapports avec le droit pénal et civil. Filli Bocca. Turin, 1886.

A. Pitres.— Anesthésie chirurgicale par suggestion. (Journ. de Méd. de Bordeaux, 1886.)

Gilles de la Tourette. — Le viol dans l'hypnotisme et dans les états analogues. (Communication à la Société de Médecine légale, 2 août 1886.)

Luys. — Phénomènes produits par l'action des médicaments à distance. De l'exorbitis expérimental. (Rev. de l'Hypn., novembre 1886.)

— Des effets à distance de quelques substances sur les hystériques somnambules. (Communication à la Société de Biologie, 25 juillet 1886.)

A. Voisin. — Observations d'aliénation mentale aiguë traitées et guéries par l'hypnotisme. (Congrès de l'Association française pour l'avancement des Sciences, séance du 13 août 1886.)

— Étude des phénomènes réflexes comme diagnostic du sommeil hypnotique. (Même séance.)

E. Bérillon. — De la suggestion envisagée au point de vûe pédagogique. Paris, 1886.

— De la suggestion hypnotique comme agent moralisateur. (Rev. de l'Hypn., octobre 1886.)

A. Netter. — Note sur la suggestion hypnotique dans ses rapports avec la doctrine spiritualiste de Descartes. (Congrès de l'Association française, séance du 19 août 1886.)

A. Barety. — Le magnétisme animal étudié sous le nom de force neurique rayonnante et circulante, dans ses propriétés physiques, physiologiques et thérapeutiques. Paris, 1886.

A. Fouillée. — L'homme automate. (Rev. des Deux-Mondes, août 1886.)

F. Maack. — Contribution à l'histoire du magnétisme animal. (Le Sphinx. Munich, juillet 1886.)

G. Gerkmann. — Magnétisme et hypnotisme. (Le Sphinx. Munich, 1886.)

Battandier.—La fascination hypnotique. (Cosmos, 2 août 1886.)

De Rochas.—Le fluide des magnétiseurs. (Cosmos, 23 août 1886.)

Fr. Stabell.— De l'hypnotisme. Le magnétiseur Sixtus. (Tidsk. für prakt. Med., 1886.)

N. Gamalei. — Des zones hypnogènes et hystérogènes. (Russia med., n° 20.)

Delbœuf. — De l'influence de l'imitation et de l'éducation dans le somnambulisme provoqué. (Rev. phil., août 1886.)

Chazarain et Dècle. — Découverte de la polarité humaine, in-8°. O. Doin, 1886.

Brullard. — Considérations générales sur l'état hypnotique. Thèse. Nancy, 1886.

Lanoaille de Lachèse. — Observation d'hypnotisme chez un soldat. (Rev. Hypn., octobre 1886.)

Ladame. — Expériences sur l'ouïe dans l'hypnotisme au moyen du microphone, du téléphone et du courant galvanique. (Rev. Hypn., octobre 1886.)

Cl. Perronet. — Force psychique et suggestion mentale, in-8°. Paris, 1886.

X... — L'hypnotisme devenu à la mode. (La Civilta catholica, septembre-octobre 1886.)

Pritzl. — Accouchement d'une primipare pendant l'hypnotisme. (Wiener med. Woch.)

P. Bezançon. — Diarrhée provoquée par suggestion chez une hystérique hypnotisable. (Rev. Hypn., novembre 1886.)

Liegeois. — Suggestion à 365 jours d'intervalle. (Rev. Hypn., novembre 1886.)

Ch. Lafontaine. — L'art de magnétiser ou le magnétisme vital, etc., 5e édit. Paris, 1886, et journal La Journée, 26 janvier 1886.

Giacomo Lombroso. — Lo Sperimentale, novembre 1885.

— Études sur l'hypnotisme, applications à la physiologie. (Arch. de Psichiatria, vol. III, fasc. III, 1886.)

Émile Yung. — Le sommeil normal et le sommeil pathologique; magnétisme animal, hypnotisme, névrose hystérique, 1 vol. in-8°. O. Doin, 1886.

Ochorowicz. — Sur le problème de la suggestion mentale. (Rev. phil., n° 8, et Bull. de la Soc. de psych. phys., 1886.)

— De la suggestion mentale, 1 vol in-8°. O. Doin, 1887.

A. Motet. — Accès de somnambulisme spontané et provoqué : prévention d'outrage public à la pudeur, in-8°. J.-B. Baillière.

Couturier. — Contribution à l'étude de la suggestion à l'état de veille au point de vue thérapeutique. (Loire méd., 15 octobre, 15 novembre 1886.)

Morselli. — Le magnétisme animal. La fascination et les états hypnotiques. Turin, 1886.

Blum. — Hypnotisme et pédagogie. (La Critique phil., novembre 1886.)

Desplats. — Applications thérapeutiques de l'hypnotisme et de la suggestion. Lille, in-8° de 28 pag., 1886.

BINET et FÉRÉ. — Le magnétisme animal. (Biblioth. scient. internat., 1887.)

G. GESSMANN. — Magnetismus und Hypnotismus. Leipsig, A. Hartleben's Verlag, 1887.

PETRAZZANI. — La suggestione nello stato ipnotico et nella veglia. (Rivista sperimentale di Medicina legale, vol. XII, fasc. III, 1887.)

LADAME. — L'hypnotisme au Congrès de Nancy. (Separatabdruck aus dem Correspondenz. Blatt. für Schweiz, 1887.)

GILLES DE LA TOURETTE. — L'hypnotisme et les états analogues au point de vue médico-légal, in-8°. Paris, 1887. Plon et Nourrit.

A.-P. SINNETT. — Le monde occulte (hypnotisme transcendant en Orient); traduit de l'anglais par Gaboriau. G. Carré. Paris, 1887.

SICARD. — Contribution à l'étude de l'hypnotisme et de la suggestion. Thèse de Montpellier, 1887.

AZAM. — Hypnotisme. Double conscience et altérations de la personnalité (avec Préface de M. le professeur Charcot). Paris, in-16, 1887.